Dr Henri IODKA
Interne de l'hôpital civil français de Tunis

Contribution à l'étude des Phénomènes nerveux du Typhus Exanthématique

(*Epidémie de 1909 à l'hôpital civil français de Tunis*)

LYON
IMP. REUNIES

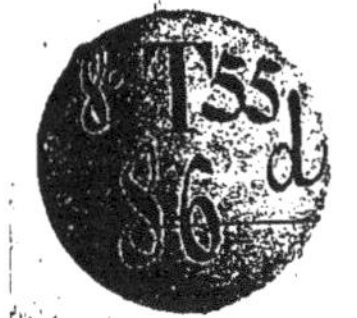

CONTRIBUTION A L'ÉTUDE DES PHÉNOMÈNES NERVEUX

DU

TYPHUS EXANTHÉMATIQUE

(Epidémie de 1909 à l'hôpital civil français de Tunis)

CONTRIBUTION A L'ÉTUDE

DES

PHÉNOMÈNES NERVEUX

DU

TYPHUS EXANTHÉMATIQUE

(Épidémie de 1909 à l'hôpital civil français de Tunis)

PAR

Le Dr Henri IODKA

INTERNE DE L'HÔPITAL CIVIL FRANÇAIS DE TUNIS

LYON

IMPRIMERIES REUNIES

8, Rue Rachais, 8

1910

A MON PÈRE ET A MA MÈRE

A MES SŒURS, A MES BEAUX-FRÈRES

A MES MAITRES

A MES AMIS

A Monsieur le Professeur LACASSAGNE

Professeur de médecine légale à la Faculté de médecine de Lyon,
Officier de la Légion d'honneur.

Je le remercie de tout mon cœur de toutes les bontés qu'il a eues pour moi. Il m'a toujours accueilli avec bienveillance, m'a honoré de ses conseils avisés et raffermi mon courage en maintes circonstances. Je ne l'oublierai jamais et lui en garderai une profonde reconnaissance.

Qu'il veuille bien accepter l'hommage de ce très modeste travail.

A Monsieur le Professeur ROQUE

Professeur de Pathologie interne à la Faculté de médecine de Lyon.
Médecin des hôpitaux de Lyon.

A MES MAITRES DANS L'HOPITAL CIVIL FRANÇAIS DE TUNIS

MM.

POROT, ex-chef de clinique médicale à la Faculté de Lyon, médecin de l'hôpital civil français de Tunis ;

BRAQUEHAYE, professeur agrégé de la Faculté de Bordeaux, chirurgien de l'hôpital civil français de Tunis ;

LEMANSKI, médecin de l'hôpital civil français de Tunis.

AVANT-PROPOS

Nous sommes heureux de remercier ici notre très distingué et très cher maître, le Dr Porot, ex-chef de clinique médicale à la Faculté de Lyon, médecin titulaire de l'hôpital civil français de Tunis, qui nous a inspiré le sujet de cette thèse. Il nous a fait profiter de son esprit d'ordre et de scientifique observation des phénomènes cliniques, nous a aidé de ses conseils avisés et fourni la plupart des documents indispensables à ce travail.

C'est à l'obligeance de notre collègue et ami, le Dr Vullien, interne du service de M. le Dr Porot, qui nous les a communiquées, que nous devons la moitié des observations que nous publions.

Nous sommes actuellement dans le service de M. le Dr Braquehaye, professeur agrégé de la Faculté de Bordeaux, chirurgien de l'hôpital civil français de Tunis. Nous apprenons chaque jour quelque chose de nouveau au contact de ce maître savant, et nous lui devrons le meilleur de notre très modeste éducation chirurgicale.

Qu'il veuille bien accepter tous nos remerciements.

Il ne nous a pas été donné encore de travailler dans le service de M. le Dr Lemanski. Mais dans nos courtes conversations, nous avons pu nous rendre compte de la variété de ses connaissances, de son extrême amabilité et de sa parfaite courtoisie; par nos camarades ses internes, nous savons qu'il est un maître distingué et dévoué.

Nous avons trouvé à l'internat de l'hôpital civil français de Tunis un accueil cordial et sympathique. La présence de notre vieil ami Maurice Pignède nous en a rendu le séjour agréable.

MM. les Drs Vullien et Bouquet ont été pour nous des collègues dévoués et des amis sûrs. Nous leur adressons à tous deux nos sentiments affectueusement dévoués. Au nouvel arrivé le Dr Gilbert Durand et au médecin stagiaire, le Dr Charles Durand, nous adressons également un cordial salut.

Nous remercions enfin le personnel de l'hôpital civil français de Tunis et particulièrement celui du pavillon des enfants, du dévouement qu'il a mis à nous aider dans les soins prodigués aux malades.

Nous n'oublierons pas de manifester notre profonde reconnaissance à nos amis de Lyon, les docteurs Charlet, Antoine et Jean Lacassagne, Montet; et L. Bois, Jamon, E. Pignède; la sincérité de leurs sentiments à notre égard, la sécurité inébranlable de leur amitié, leur serviabilité infinie nous ont permis de surmonter de nombreuses difficultés de tout ordre.

INTRODUCTION

Nous n'avons pas la prétention, dans ce modeste travail, de traiter du typhus exanthématique en général. C'est un sujet trop vaste et il a été exposé avec une telle perfection par certains maîtres, comme Jenner, Trousseau, et surtout Murchison, que nous ne saurions ajouter rien de nouveau à leurs travaux et que nous craindrions de répéter, en les amoindrissant, certaines de leurs descriptions.

Notre ambition est plus limitée et nous nous bornerons à enregistrer ce que nous avons pu observer de l'épidémie de 1909, en nous aidant de l'analyse si magistrale faite par notre dinstingué maître, le Dr Porot, au XIXe Congrès des médecins aliénistes et neurologistes, à synthétiser les faits notés et à en extraire uniquement des conclusions touchant les phénomènes nerveux.

Le typhus exanthématique est, on le sait, une affection où prédominent les phénomènes nerveux et une éruption plus ou moins caractéristique. Dans les observations, au nombre de 33, que nous citons, nous négligerons la plupart des symptômes, nous réservant d'insister particulièrement sur les phénomènes nerveux.

Après l'exposé des observations, nous relèverons, en les classant, les phénomènes nerveux et nous essayerons d'en dégager leur caractéristique et d'en montrer l'importance.

CHAPITRE PREMIER

ÉPIDÉMIE DE 1909

Le typhus exanthématique est une maladie infectieuse, endémique ou endémo-épidémique, contagieuse, ne récidivant jamais, présentant une éruption plus ou moins caractéristique et un état typhoïde avec phénomènes nerveux importants; c'est une maladie essentiellement cyclique : sa marche générale peut être représentée par le graphique de la température.

Contrairement à d'autres maladies voisines, la fièvre typhoïde en particulier, le début de la maladie, assez brusque, peut toujours être précisé d'une façon très nette par une élévation rapide de la température et un mal de tête violent.

La fièvre se maintient généralement élevée, sans grandes oscillations, en un plateau qui dure deux semaines en moyenne pour retomber rapidement en quelques heures à la normale.

C'est le schéma du typhus classique avec sa chute, sa défervescence aussi franche que son invasion. Parfois la température ne cède pas au moment critique; c'est qu'une complication est intervenue pour retarder la défervescence, parfois pour entraîner la mort.

C'est une maladie généralement grave, en tous cas à phénomènes violents. Le malade, pendant toute la période fébrile, présente des accidents nerveux importants, souvent alarmants, quelquefois mortels.

Les phénomènes nerveux fixent ordinairement le diagnostic et leur intensité commande le pronostic; ils paraissent être plus fréquents et plus sérieux chez l'Européen que chez l'indigène (1). On observe surtout une céphalée constante, souvent atroce, le délire sous toutes ses formes, les convulsions, la dépression et la stupeur, le coma, la paralysie des sphincters, des troubles de la sensibilité générale et des troubles sensoriels.

Les observations qui suivent renferment toutes, un ou plusieurs des accidents signalés ci-dessus.

---

(1) Les anciens auteurs avaient signalé que la gravité du typhus était en raison directe de la culture intellectuelle et du niveau social. Il y a là un phénomène comparable à ce qui existe pour la syphilis nerveuse, rare chez l'indigène à système nerveux moins différencié.

OBSERVATIONS

Observation I

J... Louis, 25 ans, facteur, né à Constantine.

22 mars. — Entre dans le service en plein délire. Son état général est très grave. Température 39°. Pouls 120. Eruption typhique typique, etc., etc.

Délire très violent. Agitation ; le malade parle avec volubilité de choses incohérentes. Il se lève fréquemment, déclarant que son lit n'a pas été fait, parle de suicide.

23 mars. — Adynamie profonde, délire toujours violent ; le malade urine et défèque sous lui. Parle de suicide ; dit avoir tué des gens, vouloir en tuer encore ; dit être poursuivi par des ennemis.

24-25 mars. — Délire a cessé ; le malade parle avec logique, mais il persiste une violente céphalée.

27 mars et suivants. — Le délire reprend plus intense. Etat général grave. Pouls rapide et mou ; diminution des urines.

5 avril. — Anurie, pouls mou et rapide.

6 avril. — Anurie totale ; décédé à 11 h. 1/2.

Observation II

T... Joseph, 33 ans, agent de la sûreté, demeurant à Tunis.

27 mars. — Entre à l'hôpital au sixième jour de sa maladie. Cas bénin : la plupart des symptômes sont atténués ou absents. Seuls les phénomènes nerveux sont typiques, bien que peu intenses. Le malade est obnubilé, répond difficilement aux questions posées, présente de la céphalée et des hallucinations.

29 mars. — Etat typhoïde plus accentué ; le malade ne répond plus aux questions qu'on lui pose et ne tourne même pas les yeux lorsqu'on lui parle. Défervescence le 1er avril. Sort guéri le 26 avril.

Observation III

A... Francesco, 33 ans, journalier, demeurant à Tunis.

16 mars. — Entre vers le cinquième ou sixième jour de sa maladie ; dans un état de stupeur qui l'empêche de répondre aux questions qu'on lui pose.

Eruption, constipation, urines rares, température 39°, pouls 116.

2 avril. — Céphalée ; les symptômes nerveux persistent, stupeur profonde le jour, geint la nuit, chante et cherche à se lever.

5 avril. — Défervescence.

Le malade sort guéri le 29 avril.

Observation IV

D... Alexandre, 38 ans, chef de poste de police à Souk-el-Kemis. Entre le 3 avril.

3 avril. — A l'entrée, pas de symptômes nerveux, le malade répond très bien aux questions qu'on lui pose ; pas de délire.

5 avril. — Céphalée vive.

7 avril. — Le malade commence à délirer et à présenter de la *confusion mentale ;* ce délire est un peu actif, le malade se lève la nuit, chante et pousse des cris, il urine à terre.

On note du tremblement à grandes oscillations, très apparent à la langue ; les yeux sont animés de secousses rapides nystagmiques, très faciles à provoquer. Il y a des secousses tendineuses dans les membres. La parole est hésitante, tremblée, le malade a de la peine à articuler des mots et à faire une phrase. Il sursaute et a les yeux hagards quand on l'interpelle.

10 avril. — Mêmes symptômes nerveux.

15 avril. — La confusion mentale a augmenté ; le malade est de plus en plus absent du monde extérieur, répondant à peine aux ordres simples qu'on lui donne. Mais, en outre, on note aujourd'hui un état d'adynamie extrême, coïncidant avec une très grande faiblesse cardiaque. Le malade est dans un demi-coma ; il ne parle plus, somnole constamment, dans une résolution musculaire absolue avec abolition des réflexes.

16 avril. — L'adynamie se maintient. Gâtisme depuis vingt-quatre heures.

Dans la nuit, le malade aurait eu, d'après l'infirmière, un grand frisson, suivi de secousses violentes dans les membres.

Décès le 20 avril, à 3 h. 1/2 du matin.

Observation V

D... Lucien, 22 ans, stagiaire agriculteur, demeurant à Mateur. Entrée le 19 avril.

19 avril. — Eruption polymorphe. Phénomènes nerveux réduits au minimum : céphalée, agitation, insomnie, subdélire, sursaute et paraît légèrement égaré lorsqu'on lui parle.

Observation VI

B... Elisabeth, 44 ans, née en Syrie, demeurant à Tunis. Entre le 28 avril. Typhus bénin. Eruption assez abondante. Pas de symptômes nerveux, sauf de la céphalée.

Observation VII

M... Berthe, 37 ans, femme de chambre, demeurant à Tunis. Entrée le 3 mai.

3 mai. — Température 40°. Pouls 112. Eruption d'éléments rosés aux cuisses, abdomen, thorax et bras.

Pas de phénomènes nerveux violents.

4 mai. — Tendance au collapsus.

5 mai. — L'éruption pâlit, la malade s'améliore.

Sort guérie, le 30 mai.

Observation VIII

G... Antonino, 37 ans, né à Trappani, demeurant à Mateur. Entré le 7 mai 1909.

7 mai. — Le malade est au quatorzième jour de sa maladie. Température 38°5. Langue saburrale. Pas de symptômes plumonaires, ni cardiaques. Peu de symptômes nerveux.

Eruption abondante formée d'éléments rosés ne disparaissant pas à la pression. Sans confluence.

Le malade fait sa défervescence le dix-septième jour, en passant de 40° à 37°8. Sort guéri le 24 mai 1909.

Observation IX

R... Jean, 55 ans, terrassier, né à Bosterung (Moselle), demeurant à Tunis. Entré le 14 mai.

Le malade est entré en chirurgie le 10, parce qu'il a raconté une histoire d'accident. Transporté le 14 mai dans un pavillon de médecine, il est envoyé le même jour au pavillon d'isolement avec le diagnostic de typhus exanthématique.

10 au 14 mai. — A présenté des phénomènes pulmonaires du côté gauche, de la faiblesse cardiaque et un délire violent.

14 mai. — Eruption très abondante sur différentes parties du corps, phénomènes cardiaques et pulmonaires très graves, enfin, les phénomènes nerveux suivants :

Phénomènes nerveux. — Agitation extrême, délire violent, parle avec abondance d'une parole tremblée. La nuit du 14 au 15 mai est extrêmement agitée. Mouvements désordonnés, rire, délire à type confusionnel. Vers les 4 h. 1/2 du matin, le malade pousse des gémissements intenses pendant quelques minutes, puis se ralentit. Le visage est congestionné, la respiration stertoreuse, les yeux grands ouverts, convulsés en haut, les pupilles énormes. La raideur généralisée de tout le corps dure environ 40 secondes, ensuite, apparaissent des convulsions cloniques de tout le corps.

Emission d'urine et de matières fécales. Les secousses cloniques deviennent de moins en moins fortes, puis disparaissent. Etat de torpeur pendant quelques minutes, puis nouvelle crise semblable. Ces crises avaient une grande ressemblance avec des crises d'épilepsie. Vers les 6 heures du matin, le pouls est incomptable et la cornée insensible.

Dix crises semblables de 4 h. 1/2 à 6 h. 1/2, heure à laquelle le malade est mort.

Autopsie. — Ne révèle aucune lésion intestinale, ni autre. Le foie et la rate sont un peu congestionnés.

Observation X

Th... Jeanne, 25 ans, née à Batna, demeurant à Tunis. Entrée le 15 mai 1909. Le 9 mai, invasion brusque de fièvre, rachialgie intense et douleurs abdominales ; puis céphalée très prononcée. L'éruption est apparue.

15 mai. — Eruption constituée. Température 40°. Rien au poumon. Matités hépatique et splénique normales ; pouls régulier bien frappé.

18 mai. — Disparition presque complète de l'éruption.

19 mai. — Dans la matinée, vers 10 heures, la malade, qui avait passé une nuit extrêmement bonne, a commencé à pousser des petits cris et a eu pendant trois-quarts d'heure une crise se manifestant par des convulsions cloniques des membres supérieur et inférieur gauches. Les yeux étaient immobiles, convulsés en haut. Pas de contracture, pas de morsure de la langue, pas d'émission d'urine ou de matières fécales au cours de la crise. La face était congestionnée, la respiration rapide. A la suite de cette crise, la malade est tombée dans un état de prostration extrême. Elle dort continuellement. La sensibilité paraît émoussée. Pas de paralysie des membres, dont tous les mouvements sont possibles.

Lorsqu'on la questionne elle fait des efforts pour répondre sans parvenir à trouver le mot. Lorsqu'elle désire quelque chose elle dit : «je veux » puis fait des efforts de mémoire. Se tape sur le front, comme pour provoquer la réminiscence, mais n'arrive qu'à articuler une suite de syllabes inintelligibles. Les seuls mots qu'on comprend sont : « je veux, oui et non ». Les mouvements de la langue, quoique lents, sont possibles. Pas de symptômes pupillaires.

21 mai. — La prostration est plus accusée ; la malade est très affaissée, sans perdre sa connaissance. La disarthrie est la même.

22 mars. — *Hémiplégie complète droite*, anarthrie complète. Un peu de déviation de la face. Babinski. Les jours suivants, l'hémiplégie persiste. La malade sort le 4 juillet, avec une hémiplégie et une aphasie qui paraissent définitives.

Observation XI

M... Ferdinand, 60 ans, né à Bordeaux, demeurant à Tunis. Entré le 18 mai 1909.

En 1871, a déjà eu le typhus, qui s'est compliqué de rhumatisme généralisé.

La maladie actuelle a commencé après une période de surmenage physique et intellectuel. C'est un typhus bénin à symptômes peu intenses ; peu de phénomènes nerveux.

Observation XII

B... Maria, 35 ans, demeurant à Tunis. Entrée le 18 mai 1909.

Le 16 mai, a été accouchée au forceps d'un enfant vivant. L'éruption est discrète, les autres symptômes également atténués, mais les phénomènes nerveux sont prédominants.

20 mai. — La malade a été toute la nuit sans délirer, refusant l'application de glace et les cachets thérapeutiques ; elle devient ensuite très agitée, crache à la figure du personnel et se laisse aller dans le lit. La malade fait une parotidite qui guérit avec le typhus lui-même.

10 juin. — Elle sort guéri.

Observation XIII

D... Charles, 28 ans, médecin, né à Dammazan (Ariège). Entré le 22 mai 1909.

22 mai. — A l'entrée, température 40°5. Pouls 110. Urines rares. Constipation. Pas de symptômes pulmonaires ni nerveux, sauf une céphalée intermittente. Eruption sur tout le corps.

28 mai. — Dans la matinée le malade, qui a pleine connaissance de ce qui se passe autour de lui, se salit deux fois.

A 11 heures, il tombe dans une sorte de coma, est somnolent, cesse de parler, se refuse à boire, contractant ses mâchoires et rejetant le liquide.

A 4 heures, même état. Le malade n'ouvre pas les yeux et n'a rien pris depuis le matin.

29 mai. — Le malade est resté dans le même état subcomateux jusqu'à ce soir 4 heures. A ce moment il a recommencé à parler, reconnaît son entourage. Puis le malade devient agité, il crie, remue bras et jambes. Le malade continue à uriner sous lui.

30 mai. — Le matin, le malade, tout éveillé, répond parfaitement aux questions qu'on lui pose, mais il se salit encore.

Dans la nuit, délire intense, le malade crie et chante et se découvre continuellement. Carphologie très nette. Il n'a plus

2

conscience de ce qui se passe autour de lui. L'éruption pâlit.

31 mai. — Le délire persiste, identique.

1er juin. — Rétention d'urine. La fièvre persiste, délire actif et carphologie dans la nuit.

3 juin. — Le matin, le malade est très éveillé. Il y a une amélioration très nette de l'état général. Rétention urinaire persistante.

15 juin. — En convalescence depuis quelques jours, il a eu brusquement, dans la soirée, une crise d'accélération cardiaque. Il a ressenti tout d'un coup des palpitations qui l'ont vivement frappé.

16-17-18 juin. — Crises semblables d'accélération cardiaque.

Le cœur se calme dès qu'on rassure le malade.

15 juillet. — Le malade sort par guérison.

Observation XIV

V... Rodriguez, 32 ans, journalier, né à Barcelone, habitant Tunis. Entre le 25 mai 1909.

Début brusque par fièvre et céphalée.

Etat à l'entrée. — Température 40°. Langue saburrale. Pouls 100. Urines rares, ni albumine, ni sucre. Constipation. Pas de signes pulmonaires. Subdélire. Prostration.

Eruption très abondante. Taches confluentes de coloration foncée sur le thorax, abdomen, bras, cuisses et dos.

27 mai. — Vomissements. Asthénie cardiaque. Etat général grave. Prostration très grande (digitaline).

30 mai. — Respiration accélérée. Eruption pâlie.

3-4-5 juin. — Température baisse. Cœur faible toujours. Prostration très accentuée. Vomissements.

6 juin. — Apyrexie. Cœur normal.

Sortie par guérison le 18 juin.

Observation XV

G... Joseph, 38 ans, chef de gare, né à Meydan (Hautes-Alpes), habitant Souk-el-Kémir. Entré le 26 mai 1909.

Est au huitième jour de sa maladie, dont l'invasion a été brusque.

Etat à l'entrée. — Température élevée. Langue sèche. Pouls bien frappé, 116.

Pas de symptômes abdominaux. Urines : albumine. Pas de signes pulmonaires. Pas de signes nerveux, sauf par moments un peu de délire.

Eruption très nette.

30 mai. — Etat général très bon. Eruption pâlit. Guérison, 13 juin.

Observation XVI

B... Rosa, 17 ans. née à Chauffalier (Hautes-Alpes), habitant Tunis, rue du Marabout, 4. Entrée le 27 mai 1909. Début par frisson, suivi de fièvre avec céphalée intense.

Etat à l'entrée. — Température 40°. Langue saburrale. Constipation depuis huit jours. Urines : pas d'albumine. Pas de signes nerveux. Pouls rapide 110.

Eruption peu abondante constituée par quelques taches foncées à contours flous.

28 mai. — Accélération du pouls. Hyperesthésie cutanée généralisée. La malade pousse des cris dès qu'on la touche.

31 mai. — Le pouls reste accéléré et mou.

1er juin. — Défervescence commence.

Sortie par guérison le 12 juin.

Observation XVII

V... Marthe, 34 ans, née à Ormaisson (Aude), habitant Tunis, rue Sidi-Sifiane, 32. Entrée le 28 mai 1909.

Entre au cinquième jour de sa maladie. Est tombée malade après une période de surmenage. Début par frissons suivis de fièvre avec céphalée. Nourrissait un enfant de 20 mois.

Etat à l'entrée. — Température 40°. Langue saburrale. Pouls régulier, 88. Congestion céphalique. Constipation. Pas de signes nerveux. Un peu de prostration. Urines : albumine. Eruption constituée par quelques taches sur l'abdomen et le thorax.

29-30-31 mai. — Malade très agitée, riant et pleurant facilement, causant avec volubilité, mais se rendant bien compte de ce qui se passe autour d'elle. Insomnie complète.

1er juin. — Vers 4 heures, après-midi, la malade commence à avoir des tics convulsifs de la face avec secousses de la tête et du membre supérieur. A partir de ce moment elle paraît perdre connaissance et se sâlit.

2 juin. — Malade ne parle plus du tout. Sa face présente des mouvements convulsifs. Yeux révulsés, pupilles contractées. Tête raidie en arrière et agitée de secousses continues.

Tremblement généralisé de tout le corps. Température 39°.

3 juin. — Mêmes phénomènes convulsifs. Raideur très accusée de la nuque. Cœur faible et rapide. Décès le 3 juin.

Observation XVIII

B... Valentine, 33 ans , née à Valence (Drôme), habitant à Souk-el-Kémir. Entrée le 4 juin 1909. Invasion brusque par fièvre et céphalée. Délire. Constipation.

A l'entrée. — Température 40°5. Langue rôtie. Dépression vive, céphalée. Pouls mou. Battements du cœur tumultueux. Eruption. Urines : albumine.

7 juin. — Point de côté violent à gauche.

8 juin. — Point de côté à droite. Pas de signes à l'auscultation.

9 juin. — Râles crépitants à la base droite. Dyspnée.

10 juin. — Eruption a pâli. Dyspnée persiste.

14 juin. — Pouls 130.
16 juin. — Signes pulmonaires persistent.
20 juin. — Matité de bois à droite.
23 juin. — Malade crache du pus.
27 juin. — Malade crache du pus.
1er juillet. — Malade crache du pus.
9 juillet. — Malade opérée en chirurgie.
Sortie guérie le 10 août.

Observation XIX

C... Ernest, 29 ans, docteur en médecine. Entré le 4 juin. Début par céphalée intense.

Etat à l'entrée. — Température 39°. Langue saburrale. Le signe dominant est une céphalée atroce qui dure depuis le début de la maladie, céphalée qui arrache au malade des gémissements constants. Application de glace, pyramidon, bains de pieds sinapisés, immobilisation absolue, rien ne l'atténue. Urines : albumine. Constipation. Pouls 100.

5 juin. — Insomnie. Céphalée persiste.

7 juin. — Après une journée relativement calme, le malade est pris de nausées s'accompagnant de tendance au collapsus. La crise a duré de 5 à 9 heures. Refroidissement des extrémités. Pouls incomptable. Cyanose des lèvres et ongles. Dilatation pupillaire. Sueurs profuses (caféine, digitaline, huile camphrée, sinapismes).

Nuit mauvaise, mais pouls se remonte. Instabilité du pouls qui varie de 150 à 100-130 d'une heure à l'autre. Vive agitation. Excitation cérébrale. Le malade, qui se rend compte de la gravité de son état, éprouve une sorte d'excitation médicamenteuse. Toutes les cinq minutes il réclame une injection de caféine ou d'huile camphrée ou morphine ou une prise de digitaline. On doit, pour ne pas l'énerver, lui faire des injections blanches.

8 juin. — Instabilité cardiaque persiste. Nuit meilleure. Le soir, pouls à 100. Malade accuse encore céphalée.

9 juin. — Excitation cérébrale remplacée par un peu de prostration. Néanmoins, le malade se rend compte de ce qui se passe autour de lui. Rétention d'urine.

11 juin. — Prostration. Insomnie totale.

14 juin. — Défervescence.

30 juin. — Sortie par guérison.

Observation XX

B... Paul, 43 ans, employé, habitant Sidi-Ayed. Entré le 7 juin 1909. Début par fièvre violente et accidents délirants. Grand éthylisme.

Etat à l'entrée. — Température 40°. Langue saburrale. Pas de délire, mais céphalée et insomnie. Urines : albumine. Eruption.

11 juin. — Délire avec tremblement de tête ou du membre supérieur. Eruption a pâli.

12 juin. — Etat général grave. Anurie. Délire. Agitation. Secousses de tête et du membre supérieur continues. Malade se salit plusieurs fois.

13 juin. — Etat général meilleur. Malade se salit encore.

15 juin. — Température tombe. Phénomènes nerveux s'atténuent.

16 juin. — Défervescence. Plus de symptômes nerveux. Sortie le 27 juin par guérison.

Observation XXI

H... Auguste, 42 ans, élève facteur à Souk-el-Arba. Entré le 7 juin 1909.

7 juin. — Température 40°. Langue saburrale, pas de symptômes abdominaux ni pulmonaires, pas de symptômes nerveux. Pouls bien frappé à 100. Exanthème très abondant et très net.

11 juin. — Température élevée. L'éruption pâlit. Le malade présente un délire continuel, parle d'une manière incessante et incohérente, chante la *Marseillaise*.

13 juin. — La journée du 12 et la nuit du 12 au 13 ont été très mauvaises. Délire extrêmement violent, mouvements convulsifs de la face. A commencé à se salir dans la journée du 12. Le pouls reste rapide et mou, la température élevée.

14 juin. — Le pouls et la température fléchissent. Une prostration entrecoupée de période d'agitation persiste ; le malade se salit. Début d'eschares sacrée et fessière.

16 juin. — Plus de phénomènes nerveux. Ne se salit plus. Pouls excellent. Le malade entre en convalescence.

Observation XXII

Typhus bénin. — Peu de phénomènes nerveux.

Le B... Louise, 26 ans, née à Thiérey (Oran), demeurant à Souk-el-Khémir. Entrée le 13 juin.

Entre dans le service au septième jour de sa maladie, qui a débuté le 6 juin, par une céphalée intense avec frisson et fièvre. La malade nourrit un enfant de 13 mois. A l'entrée, température au-dessus de 40°. Pouls petit et rapide à 120. Battements du cœur assourdis. Pas de symptômes nerveux, sauf une insomnie totale.

L'éruption assez nette est déjà constituée.

14-15-16 juin. — Pouls 120. Température 40°.

17 juin. — Température fléchit, pouls tombe. Éruption presque disparue ; pas de phénomènes nerveux.

3 juillet. — Sort par guérison.

Observation XXIII

Typhus bénin. — Symptômes nerveux peu intenses.

O... Dominique, 26 ans, élève facteur, né à Soccia (Corse), demeurant à Tunis. Entré le 8 juillet.

8 juillet. — Malade depuis huit jours. Début brusque par céphalée intense et grand frisson. Eruption au deuxième jour. A l'entrée, température 40°6. Congestion de la face. Injection très prononcée des conjonctives. Langue recouverte d'un enduit épais. Céphalée insupportable, stupeur profonde. Le malade répond à peine aux questions qu'on lui pose. Pas de signes pulmonaires ; pas de signes abdominaux. Exanthème abondant.

11 juillet. — Température 40°. Le pouls est moins rapide.

13 juillet. — Défervescence au douzième jour. L'éruption a pâli.

23 juillet. — Sort par guérison.

Observation XXIV

Typhus très bénin. — Pas de symptômes nerveux.

B... Vuilliam, 30 ans, charpentier, né au Havre. Entre le 10 juillet.

Début par fièvre, frisson et céphalée.

10 juillet. — Température 40°. Céphalée. Constipation. Langue saburrale. Pas de signes plumonaires. Le cœur est calme, le pouls bien frappé, les urines sont foncées. Quelques taches sur le thorax.

12 juillet. — Les taches se sont foncées, il en est apparu d'autres. La peau a pris un aspect marbré et des taches vineuses se détachent sur ce fond.

19 juillet. — Eruption pâlit. Défervescence au quinzième jour.

3 août. — Sorti par guérison.

Observation XXV

Typhus bénin. — Peu de symptômes nerveux.

R... Henri, 8 ans, venant de Gaffour. Entré le 26 juillet. Début, il y a cinq jours. Frisson, température, céphalée.

26 juillet. — Langue très saburrale. Température 40°. Exanthème. Céphalée. Subdélire. Pouls rapide. Constipation. Albuminurie. Quelques râles de congestion.

2 août. — Défervescence au douzième jour. Disparition de l'éruption.

3 août. — Réélévation subite de la température avec grand frisson.

4 août. — Accès fébrile identique. Un suppositoire de quinine est ordonné et l'accès ne se reproduit plus.

15 août. — Sorti guéri.

Observation XXVI

Typhus léger. — Symptômes nerveux peu intenses.

H... Laurent, 24 ans, facteur. Entré le 26 juillet.

26 juillet. — Malade depuis dix jours. Début par frisson et élévation de la température. Constipation. Céphalée intense. Température 39°.

Pas de signes pulmonaires. Cœur calme, pouls bien frappé. Stupeur.

28 juillet. — Température tombe à 37°5 et remonte à 38°5 dans la soirée.

29 juillet. — Apyrexie.

8-9-10-11 août. — Petits mouvements fébriles.

Sorti par guérison.

Observation XXVII

Typhus léger. — Symptômes nerveux peu intenses.

D... Louis, 27 ans, gardien de prison. Entré le 4 août.

L'éruption est apparue très rapidement le 24 juillet au matin, alors que la veille la peau était entièrement blanche.

Fièvre continue durant sept jours. Constipation. Céphalée très forte, pas d'autres symptômes nerveux. Un peu de stupeur cependant.

7-8-9 août. — Le malade garde sa parfaite connaissance, mais il se trouve dans un état d'adynamie profonde. Eruption très accusée.

12 août. — Défervescence au quatorzième jour.

24 août. — Sort par guérison.

Observation XXVIII

Typhus léger. — Phénomènes nerveux peu violents.

Di M... Jeanne, 17 ans, née à Mostaganem, demeurant à Tunis. Entrée le 14 septembre 1909.

14 septembre. — Entre à l'hôpital au cinquième jour de sa maladie. Langue saburrale. Pas de symptômes pulmonaires.

Symptômes nerveux. — Céphalée intense, un peu de délire, mais pas de tuphos. Eruption difficile à voir, la malade ayant les jours précédents, fait de larges applications de teinture d'iode.

15 septembre. — A la suite d'une prise d'un cachet de pyramidon (0 gr. 20), poussée intense d'urticaire sur tout le corps.

19 septembre. — Etat stationnaire.

21 septembre. — La malade ayant eu de grands frissons, on a pratiqué deux injections de quinine, qui n'ont eu aucune action sur la température.

24 septembre. — Plus de céphalée ni de douleurs abdominales.

25 septembre. — Défervescence au quinzième jour.

Sortie le 6 octobre par guérison.

Observation XXIX

Typhus léger. — Symptômes nerveux légers.

S..., matelot, né à Tokio (Japon), débarqué du paquebot *Kingwood*. Entré le 28 septembre 1909. C'est un matelot japonais du bateau *Kingwood*, actuellement en rade de Tunis. Le paquebot a quitté Cardiff pour Tunis, il y a dix jours, sans faire escale dans un autre port.

Il y a douze jours, le malade ressentait un malaise général avec de l'inappétence.

Il y a huit jours, élévation de la température avec céphalée intense, frisson et sueurs. Depuis quatre jours, le malade s'est aperçu qu'il avait une éruption.

28 septembre. — A l'entrée, température 39°5 ; langue saburrale ; pouls à 80 ; pas de symptômes pulmonaires. Pas de symptômes nerveux importants ; le malade n'est pas prostré, ne délire pas, répond aux questions, mais se plaint de surdité depuis le début de la maladie.

Eruption constituée par des sudamina et des taches irrégulières rouge foncé.

Sort guéri le 6 novembre.

Observation XXX

G... Georges, 27 ans, facteur, né à Niort, demeurant à Kalar-Djerda (Tunisie). Entré le 30 septembre 1909.

La maladie a débuté il y a sept ou huit jours par une élévation thermique, un frisson et de la céphalée. La température et la céphalée ont persisté jusqu'à ce jour.

30 septembre. — Le malade est prostré, gémissant continuellement, répondant avec peine aux questions qui lui sont posées ; a néanmoins sa parfaite connaissance et se plaint de céphalée et de douleurs vertébrales et lombaires très vives.

Congestion de la face. Injection des conjonctives. Température au-dessus de 39°. Pouls mal frappé. Langue sèche et noirâtre.

Eruption. — Sur l'abdomen, le thorax, le dos, les cuisses ; composée d'abondantes taches rosées.

3 octobre. — Mêmes symptômes persistent. La céphalée reste intense. La prostration est plus accusée. Faiblesse cardiaque. Le pouls est mou et dépressible.

Ponction lombaire. — Liquide très limpide, pas d'hypertension, pas de dépôt après centrifugation. Réaction lymphocytaire très nette, 30 p. 100 de polynucléaires. Quelques éléments granuleux.

5 octobre. — Défervescence au treizième jour. Tous les symptômes s'amendent ; il ne persiste qu'une prostration assez intense.

21 octobre. — Sorti par guérison.

Observation XXXI

F... Blanche, infirmière au pavillon d'isolement de l'Hôpital Civil Français. Entrée le 30 septembre 1909.

Entre dans le service au quatrième jour de sa maladie.

30 septembre. — Température 39°. Pouls très bon. Langue saburrale. Pas de symptômes pulmonaires. Légère céphalée intermittente, pas de délire ni de prostration, pas d'éruption.

1er octobre. — Eruption assez abondante sur le thorax et le dos.

3 octobre. — L'éruption a complètement disparu. Un peu de prostration. Défervescence au dix-septième jour. Sorti le 10 novembre par guérison.

Observation XXXII

B... Paul, 39 ans, chef maçon, demeurant à Mateur. Entré le 19 novembre 1909.

Le malade, qui est entré en pleine défervescence, raconte que la maladie a débuté brusquement par de la température, des frissons et de la céphalée.

19 septembre. — Température 37°. Rien à l'appareil digestif ni pulmonaire. Prostration extrême. Le malade a toute sa connaissance, entend bien les questions qu'on lui pose, mais y répond péniblement. Il a à peine la force d'ouvrir les yeux, et ne peut que très difficilement reconstituer l'histoire de sa maladie.

29 novembre. — Le malade sort guéri.

Observation XXXIII

D... Francesca, 44 ans, née en Italie, demeurant à Gaffour. Entre le 6 décembre 1909.

6 octobre. — Serait malade depuis dix jours. La maladie a débuté par une élévation de la température avec frisson et céphalée.

Actuellement, température à 40°. Pouls 120, bien frappé. Langue sèche très rôtie.

Eruption très étendue sur l'abdomen, le thorax, les cuisses.

Dépression nerveuse très accusée, pas de délire. La malade répond à peine aux questions qu'on lui pose et se laisse aller inerte, dès qu'on veut le bouger.

Elle se salit.

Elle accuse une céphalée assez tenace. Rétention urinaire.

9 novembre. — La malade fait sa défervescence au quatorzième jour de sa maladie.

La dépression nerveuse persiste, accusée, mais tous les autres symptômes s'amendent, la rétention urinaire cesse.

19 décembre. — Sort par guérison.

Il n'était pas dans notre esprit de décrire tous les symptômes du typhus exanthématique. Nous avons systématiquement négligé de développer les troubles pulmonaires, cardiaques, gastro-intestinaux et cutanés pour nous étendre sur les considérations d'ordre nerveux.

Dans ce domaine restreint, nous ne ferons que résumer, en les synthétisant, les troubles observés et notés dans les trente-trois observations de l'épidémie de 1909.

Céphalée. — La céphalée est le symptôme le plus fréquent, le plus précoce, et quelquefois le plus durable du typhus exanthématique; elle a été observée par Murchison 92 fois sur les 96 cas qu'il a étudiés en 1856. Henderson l'a observée 150 fois sur 159. Dans l'épidémie de l'hôpital civil français de Tunis de 1909, elle n'a pas manqué une seule fois. Elle a duré, en moyenne cinq à six jours et a été souvent d'une intensité telle qu'elle a arraché des cris à plusieurs de nos malades, leur causant des insomnies nombreuses.

Prostration. — La prostration est consécutive à la céphalalgie; elle est rarement absente. Elle a fait défaut une seule fois sur les trente-trois cas observés.

Délire. — Le délire est fréquent, M. le Dr Porot a constaté qu'au moment où le délire s'installait, la température tombait de 1 degré environ. Pour la description de ce délire, il est essentiel de lire les ouvrages de Murchison et les auto-observations de Guénéau de Mussy et de Murchison lui-même.

Ce délire représente un des types les plus nets et les plus caractérisés de ce qu'on appelle aujourd'hui le *délire onirique.*

Tous les éléments constituants s'y retrouvent à l'analyse; de plus, son étude en série a permis à M. Porot et à nous-même d'en suivre tous les degrés depuis la « *typhomanie* » jusqu'au délire aigu le plus typique.

Il commence presque toujours par du délire nocturne et s'étend le plus souvent sur tout le nyctémère. Il s'organise autour de préoccupations personnelles ou de tableaux qui ont frappé récemment l'imagination du sujet.

Murchison, qui était un botaniste distingué, voyageait et herborisait des plantes rares. Guénéau de Mussy s'envolait en Angleterre, poursuivi par quatre soldats qui le suivaient en ballon.

Chez l'un des deux médecins atteints du typhus à l'hôpital civil français de Tunis, il y avait un véritable délire thérapeutique; il réclamait de la digitaline et de l'opium à doses énormes.

Hildebrand, qui décrit le typhus en plusieurs périodes et classe les phénomènes nerveux dans la cinquième époque, s'exprime ainsi sur le délire :

« Il est singulier, dit l'auteur, combien une impression dominante et l'idée fixe et fantasque qui en résulte tourmentent sans relâche le malade pendant tout le temps de la fièvre et cause souvent des angoisses terribles par sa constance. Un des élèves de Hildebrand, qui, peu de temps avant d'être frappé de la contagion, a assisté à l'opéra au *Miroir d'Arcadie*, jouait pendant tout le septénaire de la période nerveuse du typhus le rôle de preneur de vipères, et comme il devait continuellement avaler ces dégoûtants reptiles, il éprouvait des angoisses et des frayeurs inexprimables.

« C'est par là que se distingue, ajoute Hildebrand, l'état de stupeur frénétique du typhus exanthématique de tous les autres états analogues de stupeur ou d'ivresse, dans lesquels on ne rencontre pas aussi facilement l'idée fixe et continuelle.

On a quelquefois vraiment l'impression d'un automatisme mental et parfois ambulatoire.

Le *dédoublement de la personnalité* avait déjà frappé certains auteurs. Jacquot, qui relata (1868) l'épidémie qui sévit sur nos troupes en Crimée, parle de deux médecins qui croyaient, chacun, être divisés en deux personnes, dont l'une était en bonne santé et s'apitoyait sur le sort de l'autre, qui était malade.

Roupell (1839) mentionne le cas d'une femme qui, pendant dix jours, se crut morte, refusa de parler, si ce n'est pour demander qu'on l'enterrât.

L'idée fixe post-onirique se retrouve dans le délire du typhus. Les hallucinations persistent dans le subconscient et Guénéau de Mussy a raconté qu'ayant vu pendant sa maladie un de ses amis tué dans la rue, il en eut une impression si forte que pendant sa convalescence, malgré des assertions contraires, il répétait que cet ami était mort et qu'à son retour à Paris, il l'alla voir immédiatement pour se convaincre qu'il était vivant. L'assimilation avec un état second est encore rendue plus nette par l'influence de la suggestion; chez le médecin précité, des injections d'eau distillée ou de gouttes d'eau sucrée faisaient l'effet thérapeutique qu'il espérait des médicaments qu'il réclamait.

A noter aussi que ce délire s'accompagne d'amnésie lacunaire plus ou moins considérable.

Comme symptômes physiques d'ordre nerveux, les cas observés à l'hôpital, durant l'épidémie de 1909, ont présenté surtout du tremblement.

Tremblement. — Ce symptôme, qui a été fréquent, a été deux fois du tremblement à grandes oscillations. Trois fois il y a eu de véritables secousses des extrémités.

Un de nos malades a présenté du nystagmus. Une

autre malade, qui allaitait depuis une quinzaine de mois, a présenté, durant son délire particulièrement aigu, de grandes secousses tendineuses; tous ses membres étaient violemment agités, et sa face était secouée de grimaces incessantes. La malade succomba vingt-quatre heures après que ces symptômes se furent déclarés.

Ce qui, d'après le médecin de l'hôpital de Tunis, permet l'identification des troubles nerveux du typhus avec la confusion mentale, c'est l'examen des phénomènes qui sont consécutifs à la période d'agitation.

Brusquement, vers le treizième ou le quatorzième jour, le malade, comme épuisé, tombe dans un sommeil profond, allant parfois jusqu'au coma. Si le cas est simple, c'est de la stupeur : immobile, l'œil fixe, le malade semble sortir d'un rêve; il ne saisit pas encore toutes les questions, mais pourtant s'éveille vite au monde extérieur, gardant parfois quelques idées fixes post-oniriques. A cette torpeur cérébrale s'ajoute souvent du refroidissement des extrémités pour compléter le tableau de la stupeur asthénique.

Dans quelques cas, il y a plus que de la torpeur, on observe un véritable coma très pronfond, qui dure plusieurs jours. Chez 7 malades sur 33, ce coma eut lieu et dura deux à quatre jours.

Jenner, enfin, décrit un coma particulièrement grave, qu'il appelle le *coma-vigil*, et qui est d'un pronostic fatal. Dans ce coma les accidents de faiblesse cardiaque s'associent à la stupeur nerveuse.

« Le malade est couché, les yeux grand ouverts, regardant fixement dans le vague, la bouche demi-ouverte, la face pâle et sans expression; le cœur est faible, la peau est froide et couverte de sueurs. Le sujet est évidemment éveillé, mais il est indifférent à tout ce qui se passe autour de lui. Cet état est fatalement mortel. »

Un de nos 33 malades succomba après six jours de ce coma.

Troubles sphincétriens. — Enfin, des troubles sphinctériens se produisent au moment du coma : 10 fois sur nos 33 cas.

Vomissements incoercibles d'origine nerveuse.— Nous les avons observés cinq fois sur les 33 malades de 1909.

Crises de collapsus cardiaque. — Ces crises sont très probablement dues à une cause nerveuse, puisque l'examen le plus minutieux n'a pas permis d'invoquer une altération organique du cœur.

Troubles sensoriels. — Les troubles sensoriels ne sont pas rares; le plus fréquent est la *surdité :* 11 cas sur 33. L'ouïe est redevenue normale au moment de la convalescence.

Etat des réflexes. — Ainsi que l'ont constaté la plupart des auteurs, les réflexes n'ont été exagérés chez aucun de nos 33 malades; ils ont souvent été affaiblis et abolis quelquefois dans le coma.

Complications. — L'étude des malades de l'épidémie de 1909 a permis d'enregistrer les complications suivantes :

a) *Convulsions.* — Elles se sont produites trois fois, dont deux fois suivies de mort en état de mal. Elles semblent être dues à de l'urémie. C'est d'ailleurs l'opinion générale de la plupart des médecins et elle paraît concorder avec l'état des reins à l'autopsie.

b) Hémiplégie. — A la suite d'une crise convulsive, une malade a eu une hémiplégie droite avec aphasie.

Il faut reconnaître que cette complication, bien que signalée par Murchison, Barallier et Trousseau, est exceptionnelle. Murchison ne l'a remarquée que deux fois sur 15.000 cas de typhus.

Troubles névritiques. — Nous n'avons eu à enregistrer aucun autre cas de paralysie; pas un des sujets observés n'a présenté des phénomènes de névrite périphérique. Il n'en est pas toujours ainsi, et V. Cochois a publié, en 1903, dans les *Archives de médecine et de pharmacie militaires*, l'observation fort intéressante d'un sujet de 33 ans, mort par collapsus continu, qui a présenté des douleurs dans les membres et de l'hyperesthésie du dos des pieds.

Gerhardt, qui a observé l'épidémie de 1836 de Philadelphie, a signalé plusieurs cas d'hyperesthésie cutanée.

Murchison a rapporté l'observation d'un aide chirurgien de l'armée d'Orient, qui eut, à la suite du typhus, de la polynévrite généralisée. Le clinicien anglais expliquait cette complication par une thrombose des centres nerveux.

CHAPITRE II

ANATOMIE PATHOLOGIQUE ET BACTÉRIOLOGIE

I

Des symptômes aussi graves et aussi constants laissaient supposer que ces phénomènes résultaient de lésions anatomiques plus ou moins importantes, toujours les mêmes.

Les recherches anatomo-pathologiques n'ont pas répondu à ces prévisions; la plupart des autopsies ont été sinon négatives, du moins peu fertiles en renseignements précis.

Le système nerveux où l'on est naturellement tenté de porter son attention, ne présente point de lésions réellement spécifiques; celles qu'on rencontre sont diffuses, banales et insuffisantes pour expliquer la gravité des symptômes observés du côté de cet appareil.

Liquide céphalo-rachidien. — Horn (1) prétend que la mort dans le typhus se fait souvent par « apoplexie due

(1) Fragment supplémentaire sur les collections d'eau de l'organe cérébral qui sont une terminaison fréquente du typhus. Paris, 1811.

à la compression du cerveau et de ses membranes ». Il se produirait de l'hydrocéphalie dans les dernières périodes du typhus. Cet auteur a trouvé de l'hydrocéphalie dans plusieurs autopsies, et il en est arrivé à comparer le typhus à « l'hydrocéphalie des enfants ».

Lemoine et Caudron (1) ont trouvé dans un cas un liquide céphalo-rachidien assez abondant, légèrement teinté et de la congestion cérébrale.

Platineano et Galcsesco (2) ont trouvé un liquide généralement clair, quelquefois louche, à faible pression et contenant polynucléaires et lymphocytes dans la proportion de 5 à 2, 12 fois sur 17 cas. Dans les autres cas, mortels d'ailleurs, ils ont noté de la mononucléose. Dans ces mêmes cas, l'autopsie a montré un œdème cérébral intense, un exsudat céphalo-rachidien très abondant, distendant méninges et ventricules. On a constaté au centre de ces mononucléaires de grandes vacuoles et la présence de corpuscules en haltères.

En somme, le liquide céphalo-rachidien est presque toujours augmenté; mais cette augmentation n'explique pas tous les symptômes cérébraux observés et n'est pas en rapport avec l'intensité des phénomènes nerveux. Il semble y avoir rapport entre la gravité du typhus et la mononucléose du sang et du liquide céphalo-rachidien.

Méninges. — Les méninges sont fortement vascularisées, mais cette vascularisation ne suffit pas pour expli-

---

(1) Un cas de typhus exanthématique. *Nord médical*, 15 juillet 1905.

(2) Recherches cytologiques sur le liquide céphalo-rachidien dans le typhus exanthématique. Société de Biologie, 28 juillet 1906. Compte rendu 1906, page 230.

quer les symptômes cérébraux observés pendant la vie. Il n'y a aucune relation entre ces symptômes et la congestion méningée : les plus graves phénomènes cérébraux peuvent exister sans qu'on trouve à l'autopsie la moindre vascularisation méningée.

Peacock a signalé l'hémorragie arachnoïdienne que Jenner a constatée 5 fois sur 39 cas, Baraillcr 1 fois sur 129 cas, et Murchison dans deux ou trois cas.

Les membranes se détachent facilement.

Cerveau, cervelet. — Certains auteurs, Reid, Jenner, Jacquot, Barallier ont observé un peu de ramollissement.

Rokitanski admet qu' « un ramollissement un peu marqué, qui, en fait, n'est que de l'œdème du cerveau, est extrêmement chose banale à la fin de la maladie ».

Système sympathique. — Les ganglions sont augmentés de volume et de densité par suite d'un dépôt de substance granuleuse amorphe (Beveridge).

II

Les recherches bactériologiques ont été pour la plupart négatives, et celles qui ont abouti à quelques résultats n'ont pas entraîné la conviction des médecins : des expériences nouvelles sont indispensables pour confirmer certaines données, incertaines encore, de la bactériologie du typhus.

Hlava de Prague, examinant le sang de typhiques vivants, eut, 8 fois sur 10, des résultats négatifs; pratiquant cette même recherche sur des cadavres de typhiques, il trouva, 20 fois sur 22, un strepto-bacille.

Thoinot et *Calmette* trouvèrent dans le sang splénique des typhiques, des granules et des filaments mobiles. Malheureusement, ces éléments qui semblent être des débris de globules rouges altérés, n'ont rien de spécifique, puisqu'on les rencontre aussi dans le paludisme, la diphtérie; la fièvre typhoïde, l'érysipèle, le typhus récurrent, etc.

Kalan a mis en évidence dans le sang de la pulpe des doigts et de la rate, des « spirochœta exantemica », sortes de corpuscules arrondis munis de prolongements fins.

Dubief et *Brühl* ont découvert, en 1892-1893, un « diplococcus exanthématicus ». Ce diplococcus serait surtout abondant dans l'appareil respiratoire, dans le mucus des fosses nasales, le pharynx, le larynx, etc.

RESUME ET CONCLUSION

Il ressort de l'étude de nos observations :

I. — Que le typhus exanthématique est une infection a prédominance nerveuse manifeste, dont la gravité est en raison directe de l'intensité des symptômes nerveux.

II. — Sa gravité est aussi en raison directe de la culture intellectuelle, de l'état social du sujet (plus grave chez l'Européen que chez l'Arabe).

III. — Le délire est du type onirique; il comprend des hallucinations, des idées professionnelles; il présente un caractère somnambulique, avec automatisme mental et ambulatoire, le dédoublement de la personnalité, la persistance d'idées fixes post-oniriques et l'amnésie lacunaire.

IV. — Ce délire est psycho-moteur; il s'accompagne de tremblement, de tentatives de suicide, de secousses tendineuses et de nystagmus.

V. — Ce délire peut être mortel.

VI. — Un état de stupeur confusionnelle succède à ce délire au moment de la défervescence; quelquefois, c'est un véritable coma qui dure plusieurs jours. Il peut y avoir aussi le coma vigil, décrit par Jenner.

VII. — Le délire et la stupeur qui lui fait suite caractérisent le tableau symptomatique de la confusion mentale aiguë, telle qu'elle a été décrite par le professeur Régis.

VIII. — On trouve des troubles sphinctériens, des vomissements incoercibles, des crises de collapsus cardiaque, des troubles sensoriels et particulièrement de la surdité.

IX. — Les réflexes ne sont jamais exagérés, ils sont quelquefois affaiblis ou abolis.

X. — On rencontre enfin des convulsions violentes et même mortelles, des paralysies post-typhiques, de la polynévrite, et même de l'hémiplégie avec aphasie.

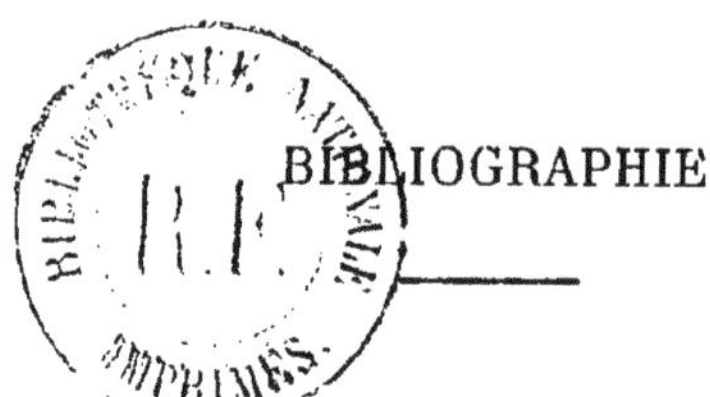

BIBLIOGRAPHIE

BALFOUR ANDREW et CHARLES PORTER. — The Bacteriology of typhus fever.

BARRALLIER. — Le typhus épidémique, 1861.

BROUARDEL et GILBERT. — Nouveau traité de médecine et de thérapeutique (article Typhus exanthématique, par Arnold Netter, tome VI, Paris, Baillière, 1906).

CHANTEMESSE. — *Société médicale des hôpitaux*, 1893.

CAUCHOIS (V.). — Le typhus exanthématique à forme adynamique avec névrite périphérique, *Archives de médecine et de pharmacie militaires*, 1903, p. 367-371.

CONSEIL. — Typhus exanthématique (épidémie de Tunis, 1896), thèse de Paris.

DUBIEF et BRUHL. — Contribution à l'étude anatomo-pathologique et bactériologique du typhus exanthématique, *Archives de médecine expérimentale*, 1894.

FRACASTOR. — De contagionibus, de morbis contagiosis et earum curatione, traduit par le Dr Meunier, 1893.

GAULTIER DE CLAUBRY. — De l'identité du typhus et de la fièvre typhoïde (Mémoires de l'Académie de médecine).

GESTIN. — Rapport sur les épidémies de 1877 (Mémoires de l'Académie de médecine, XXXII).

GOURRIER. — Relation d'une épidémie de typhus observée à Toulon en 1864, thèse de Montpellier, 1866.

GODELIER. — Résumé d'un mémoire sur le typhus observé au Val-de-Grâce de janvier à mai 1856, *Gazette des hôpitaux*, juillet 1856.

HILDEBRAND. — Du typhus contagieux. Traduit de l'allemand par J. Charles Gasc, Paris, Crochard, 1811.

HILDEBRAND et C. SMITH. — Du typhus contagieux. Observations sur la fièvre des prisons et sur les fumigations de gaz nitrique.

JACQUOT. — Epidémie de Crimée, 1858.

JENNER. — Typhus and thyphoïd, *Edinburgh monthly journal of medic. science*, IX et X, 1849-1850.

KELSCH. — Traité des maladies épidémiques, 1894.

KENNEDY. — On the connexion between famine and fever in Ireland and elsewhere, 1847.

LANDOUZY. — Sur l'épidémie de typhus carcéral qui a régné à Reims en 1839-1840, *Archives générales de médecine*, 1842.

LEMOINE et CAUDRON. — Un cas de typhus exanthématique, *Nord médical*, 15 juillet 1905.

LÉONARD et MARIT. — Rapport sur une épidémie de typhus observée dans les tribus Kabyles (recueil des mémoires de médecine militaire, 1863, X).

MAURIN (A.). — Le typhus exanthématique ou pétéchial, Paris, Georges Masson, 1872.

MERENTIE. — Recherches cliniques et anatomiques sur quelques points de l'histoire du typhus, thèse de Paris, 1857.

MOSLER. — Fleck typhus, Encyclopædie von Eulenburg.

MURCHINSON. — La fièvre typhoïde, traduction du Dr Lutaud, Paris, Gerner-Baillière, 1878.

— On the classification and nomenclature of continued fevers, *Edinburgh med. journal*, octobre 1858.

— On the period of incubation of typhus, relapsing fever and enteric fever, St-Thomas, hosp., rep. III, 1871.

— Le typhus exanthématique, traduit de l'anglais et annoté par L.-H. Thoinot et N. Dubief, Paris, Doin, 1896 (1).

PATINEANO et GALESESCO. — Recherches cytologiques sur le liquide céphalo-rachidien dans le typhus exanthématique, *Soc. de biologie*, 28 juillet 1906.

PERRIER. — Effets de la misère et typhus dans la province d'Alger, 1870.

PRINGLE. — Maladies des armées.

---

(1) Dans cet ouvrage on trouvera une bibliographie très complète sur tout ce qui se rapporte au typhus. Voir aussi l'ouvrage de Kelsh (Traité des Maladies épidémiques, Doin, Paris, 1894.

ROSORI. — Histoire de la fièvre épidémique qui a régné à Gênes en 1799 et 1800.

ROUPELL. — Epidémie de 1839.

SCHNEPP. — Des fièvres typhiques et de l'apparition du typhus exanthématique en Egypte, *Union médicale*, octobre 1861.

THOINOT. — Le typhus exanthématique de l'île Tudy, *Annales d'hygiène publique et de médecine légale*, 1891.

THOINOT et CALMETTE. — Notes sur quelques examens de sang dans le typhus exanthématique, *Annales de l'Institut Pasteur*, 1892.

VITAL. — Le typhus dans la province de Constantine en 1868 (Recueil des mém. de méd. milit., 1869).

TABLE DES MATIÈRES

Avant-propos 5

Introduction 7

Chapitre premier.

Epidémie de 1909 9

Observations 11

Synthèse des observations 29

Chapitre II.

Anatomie pathologique et bactériologie 36

Résumé et conclusion 41

Bibliographie 43

Table des matières 47

7418 — Imprimeries Réunies, 8, rue Rachais, Lyon.

www.ingramcontent.com/pod-product-compliance
Ingram Content Group UK Ltd.
Pitfield, Milton Keynes, MK11 3LW, UK
UKHW020405220726
13923UKWH00004B/1752